全 民 阅 读 · 中 华 养 生 功 法 进 家 庭 丛 书

何清湖 龙 专——总主编

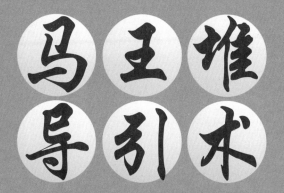

马王堆导引术

罗敏——主编

全国百佳图书出版单位
中国中医药出版社
·北京·

U0201079

图书在版编目（CIP）数据

马王堆导引术 / 何清湖，龙专总主编；罗敏主编.
北京：中国中医药出版社，2025.1. -- （全民阅读）.
ISBN 978-7-5132-9225-2

Ⅰ . R247.4

中国国家版本馆 CIP 数据核字第 2024SC0337 号

中国中医药出版社出版

北京经济技术开发区科创十三街 31 号院二区 8 号楼
邮政编码　100176
传真　010-64405721
山东华立印务有限公司印刷
各地新华书店经销

开本 880 × 1230　1/48　印张 3.5　字数 142 千字
2025 年 1 月第 1 版　2025 年 1 月第 1 次印刷
书号　ISBN 978 - 7 - 5132 - 9225 - 2

定价　19.90 元
网址　www.cptcm.com

服 务 热 线　010-64405510
购 书 热 线　010-89535836
维 权 打 假　010-64405753

微信服务号　zgzyycbs
微商城网址　https://kdt.im/LIdUGr
官 方 微 博　http://e.weibo.com/cptcm
天猫旗舰店网址　https://zgzyycbs.tmall.com

如有印装质量问题请与本社出版部联系（010-64405510）
版权专有　侵权必究

丛书序言

在现代社会中，阅读已经不仅是一种获取知识的手段，更是一种生活方式，一种让心灵得以滋养的途径。阅读，不仅是眼睛的旅行，更是心灵的觉醒，是身体与精神的对话。好的书籍如同一盏明灯，照亮我们前行的道路；又如一剂良药，滋养我们的内心世界。正如美国作家梭罗所说："阅读是一项高尚的心智锻炼！"全民阅读的倡导，不仅是为了提升国民的文化素养，更在于通过阅读，引导大众走进博大精深的中华文化，领悟其中蕴含的智慧与哲学。

中华养生功法，作为中华民族传统文化的瑰宝，如同一部流动的历史长卷，记载着古人对生命奥秘的探索与实践。它融合了中医理论、哲学思想和实践经验，通过调身、调息、调心，达到强身健体、延年益寿的目的。在快节奏的现代生活中，中华养生功法以其独特的魅力，为人们提供了一种简单易行、效果显著的养生方式。习练传统养生功法，不仅是中老年人健身养生的首选，也是当代年轻人关注的新焦点。

在全民阅读的热潮中，我们尝试将经典的养生功法与日常阅读相融合，与中国中医药出版社密切合作，精心推出了《全民阅读·中华养生功法进家庭丛书》。这是一套将中医养生理念与实践相结合，旨在提升大众健康素养的中医养生精品丛书。丛书涵盖了现有的主要养生功法，详细介绍了12种中华传统养生功法的概述、技术要领、注意事项和功理作用，包括易筋经、导引养生功十二法、五禽戏、八段锦、大舞、马王堆导引术、六字诀、调息筑基功、少林内功、八法五步、延年九转法、七星功。可以说，这是一套将科学性、科普性和实操性较好融合的中华传统养生功法宝典。

《全民阅读·中华养生功法进家庭丛书》每一分册都是一个独特的篇章，它们共同构成了一幅中华养生的宏伟画卷。从"易筋经"到"马王堆导引术"，从"大舞"到"延年九转法"，每一功法都在向我们展示养生的多元性和实用性。例如，"导引养生功十二法"功法技术深邃，意形结合，动息相随，使习练者在动静之间找到平衡，从而提升生活质量。而"六字诀"，以其简练的字诀，蕴含着强大而深远的养生力量，它教我们如何在快节奏的生活中找到内心的安宁，通过呼吸调控和肢体运动，调和人体内在的气血运行，达到身心和谐。"少林内功"，作为武术文化的内核，更是中华养生的另一种体现，它强调内修外练，通过练习内功，提升身体素质，同时修身养性，通达武道的真谛。经典功法"五禽戏"，源于我国古代，通过模仿虎、鹿、熊、猿、鸟五种动物的动作，达到调和气血、舒展筋骨、强身健体的效果。"大舞"的编创，则是基于对5000

多年前唐尧时期大舞的深入研究及其与现代科学的结合，它不仅保留了传统文化的精髓，还被赋予了新的时代特征。

本套丛书的编写特色之一，就是由体育专业老师担任模特，插配了大量的功法招式彩图。这些功法招式，参考了国家体育总局的健身气功标准，确保动作的标准化和规范化。配以简练的文字，表述清晰准确，使读者能够一目了然，轻松学习。此外，丛书还贴心地提供了动作视频（每分册"功法概述"页扫码即可观看），与图书内容相得益彰，增强了学习的互动性和趣味性。丛书的另一个鲜明特色，就是采用口袋本形式，印制精美，便于携带。无论是在家中、办公室，还是在旅途中，都可以随时翻阅学习，让养生健身成为一种生活常态。通过这套丛书，我们期待每一位读者都能够找到适合自己的养生之道，让阅读与养生成为生活的一部分，让健康和智慧相伴，丰盈人生旅程。

全民阅读，中华养生，打开书卷，让我们共同开启这场身心的健康之旅吧！

丛书主编　何清湖

2024 年 11 月于长沙

前言

马王堆导引术是一种古老的中医养生术，可追溯到中国上古先民的养生实践。它以调节气血为基础，通过调节心理、控制呼吸、调节身体内部的能量流动，达到调节身体内部平衡的效果。

《马王堆导引术》的出版，不仅为广大武术爱好者提供了一部系统学习马王堆导引术的参考书，也为传统养生文化的传承与发展注入了新的活力。通过本书的引导与帮助，相信越来越多的人能够领略到马王堆导引术的魅力所在，从而在习练中强健体魄、磨砺意志、提升自我。同时，我们也期待有更多的有志之士加入传统养生文化的保护与传承中来，共同为弘扬中华优秀传统文化贡献自己的力量。

马王堆导引术，功法技术深邃，理论传承繁杂，本书仅选取了其中较为普及的一些动作。本书在编写过程中参考了众多同类著作与文献，在此向相关学术先行者致以崇高的敬意。由于编者水平有限，书中不足之处，欢迎广大读者提出宝贵意见，以便今后修订完善。

本书编委会

2024 年 11 月

目 录

目　录

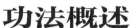

微信扫描二维码
功法示范新体验

马王堆导引术的动作主要取自 1973 年湖南长沙马王堆三号汉墓出土的《导引图》。据考古工作者研究，认为这幅帛画图属于西汉时期，且认定其是中国最早记录古代民众锻炼身体的图谱，距今已有 2000 多年的历史。图中描绘了 44 个正在进行导引锻炼的人物，分为 4 层，每层各有 11 幅小图，每图均绘有一个运动姿势的人像。《马王堆导引术》从其中选取了 17 个动作，在编创时就以整体观为指导，注重全身的锻炼，在动作编排上注重呼吸的调整和肢体关节的牵拉，通过疏通经络、调和气血、调意阴阳，达到强身健体的目的。

"导"指"导气"，"引"指"引体"。"导引"是我国古代的呼吸运动（导）与肢体运动（引）相结合的一种养生术。马王堆导引术是一种以调节气血为基础，主要通过控制呼吸和气功调节来达到调节身体内部平衡的练习，可以改善心理状态，增强免疫力，调节呼吸，增强肺功能，改善血液循环，促进新陈代谢。其起势动作选取了导引图中的一个行气图式，意为准备练功；收势动作通过三环抱气，引气归元，意为结束练功。功理符合健身气功的传统理论；动作设计围绕肢体进行开合起落、旋转屈伸、抻筋拔骨，符合体育运动的常理；呼吸要求自然平缓，以形导气，以意引气；动作演练要求松紧交替，舒缓灵活，形意相伴，身心归一。全套功法演练时间为 7 分 25 秒左右，适合群众进行习练。

综上，该导引术把循经导引、行意相随作为主要特点，是一套古朴优美、内外兼修的功法，集修身、养性、娱乐、观赏于一体。它以调节气血为基础，通过调节心理、控制呼吸、调节身体内部的能量流动，达到调节身体内部平衡的效果。

预备势

技术要领

动作 双脚并拢站立，头部保持中正，下颌微微内收，拉伸上身并微微含胸；双手自然下垂放于体侧，身体直立周正；舌抵上腭；双眼直视前方（图1）。

马王堆导引术。预备势

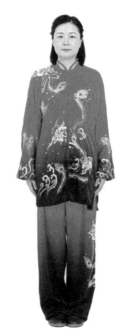

图 1

【注意事项】

❶ 调整呼吸，助于进入练功状态。

❷ 身体中正站立，面容安详，内心平静。

【功理作用】

通过调整呼吸节律，放松身心，渐进练功状态。

起势

技术要领

一

动作一 左脚向左侧跨半步，脚尖向前，双脚内侧距离约与肩同宽；双眼直视前方（图2）。

马王堆导引术。起势

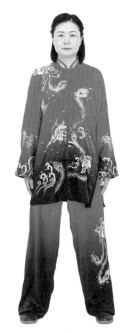

图2

动作二 微微展肩，同时双手向外旋转，掌心朝前（图3）。

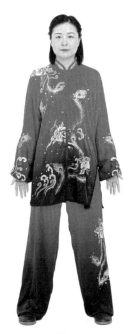

图 3

动作三 双手斜向上自体侧向前缓缓伸出，处于吸气状态；同时，微微提
脚跟，双手上伸至与肚脐齐平（图 4a、图 4b）。

三

马
王
堆
导
引
术
。
起
势

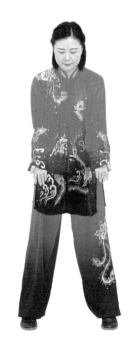

图 4a

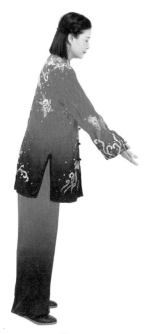

图 4b

动作四 接上式动作，转动双手至掌心朝下，再缓缓下按，至胯旁，处于呼气状态；脚落地同时，脚趾轻微抓地；至全脚落地，双手自然下垂于体侧。此式共做一遍（图5、图6）。

四

马王堆导引术·起势

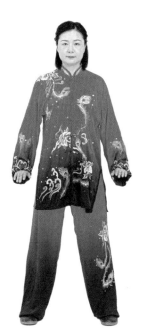

图 5

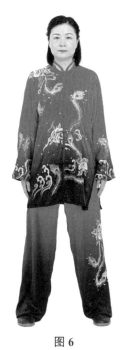

图 6

【注意事项】

① 身体保持中正站立。

② 伸掌与按掌转换时，注意旋转手腕。

③ 抬掌时意念放于劳宫穴，按掌时意念至下丹田。

④ 两臂放松，肘稍微弯曲，展肩使两臂外旋，双手向前抬起至与肚脐齐平，距离与肩同宽，同时稍微提脚跟。

⑤ 向前伸掌的同时，百会往正上方顶，脚趾抓地，微微提脚跟，至脚跟离地约 1 厘米，缓缓下落，保持重心稳定。

【功理作用】

① 通过双手上伸、下按，伴随着节律呼吸，可以导清气上行、浊气下降，助于习练者进入练功状态。

② 通过伸掌、按掌、提脚跟的节律运动，可以改善习练者手足尖端的气血循环，起到温煦手足的作用。

③ 起势动作意在督脉，利于防治神志病，腰骶、背、头项局部病症及相应的内脏病症。如角弓反张、脊柱强痛等症状。

第一式·挽弓

技术要领

动作一　接上式动作，双手向上缓缓伸至与胸齐平，掌心斜对，双眼直视前方（图 7）。

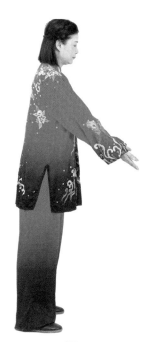

图 7

动作二 屈肘收于胸前，掌心与膻中穴齐平，腋下含空；双手间距离约
为 10 厘米，掌心相对；双眼直视前方（图 8 ）。

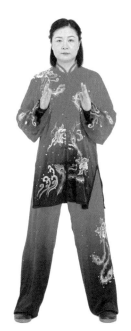

图 8

动作三 吸气，肩膀展开向外扩胸，带动双手向身体两侧分开，双手间
距离约与肩同宽；双眼直视前方（图9）。

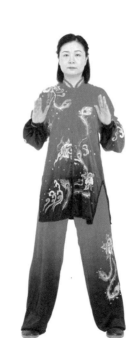

图 9

动作四 呼气，放松肩膀，带动双手逐渐相合，双手间距离约为 10 厘米；双眼直视前方（图 10）。

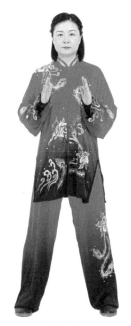

图 10

动作五 以左脚跟为轴，脚尖外旋 90°，接着以右脚前脚掌为轴，脚跟外旋约 90°，身体向左转；左臂前伸，左掌掌心朝上，右臂屈肘后牵，右掌于肩前成挽弓式，右掌心向下；头略向后仰，下颌微抬，髋向右顶出，右肩关节下沉；双眼直视前上方（图 11）。

五

马王堆导引术。第一式 挽弓

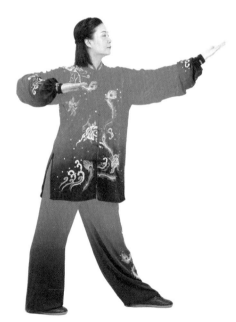

图 11

动作六 左脚前脚掌旋回，右脚跟内旋，身体右转还原至身体向前。左手先收回，右手再自然收至胸前，掌心相对，双手间距离约10厘米；双眼直视前方（图12）。

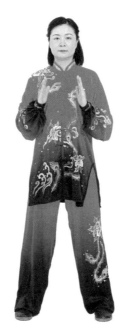

图 12

动作七、八 与动作三、四相同，唯方向相反。

此式左右各做一遍。

【注意事项】

① 动作与呼吸协调配合，扩胸吸气，含胸呼气。

② 沉肩与顶髋同时完成，注意不要过度牵拉。

③ 伸臂时，意念从肩内侧（中府穴），经肘窝（尺泽穴）放至拇指端（少商穴）。

④ 肩部放松，双手收于胸前时，两肘自然放于体侧，腋下含空，掌心与膻中穴齐平，双手间距离约10厘米。

⑤ 向左转身时，左手前伸略高于肩，指尖与眉齐平，头稍后仰，双眼直视前上方，两膝伸直，髋向右顶出，右肩下沉，右肘向后牵拉。

【 功理作用 】

1. 挽弓式的动作能够拉伸颈肩部的肌肉，有助于预防和调治颈肩部运动不适。

2. 此式功法意在手太阴肺经，本经腧穴利于防治咽喉、胸、肺部疾病，以及经脉循行部位的病症。此式动作配合呼吸吐纳的练习，有利于祛除胸闷、改善气喘等身体不适，增强肺部功能。如咳嗽、气喘、少气不足以息、伤风、胸部胀满、咽喉肿痛、缺盆部及手臂内侧前缘痛、肩背部寒冷疼痛等。

第二式·引背

—— 技术要领

动作一 接上式动作，双手下垂于体侧；双眼直视前方（图 13 ）。

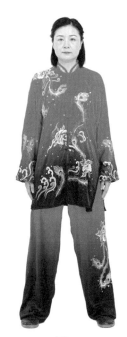

马王堆导引术 · 第二式 引背

图 13

动作二 两臂内旋使指尖向前下方插出，手臂与身体约呈 30°夹角；同时拱背提脚跟，双眼直视两掌食指指端（图 14a、图 14b）。

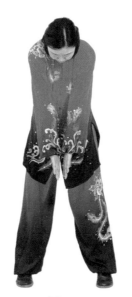

图 14a

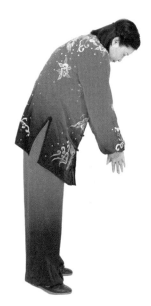

图 14b

动作三 接上式动作，落脚跟，重心右移，身体转向左前方，左脚向左前方
迈步同时，两臂外旋提起，掌背摩肋；双眼直视左前方（图15）。

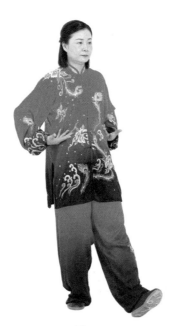

图 15

动作四 重心前移，两臂经体侧上摆，掌背相对，勾手，与肩同高；右脚脚跟提起，双眼直视手掌（图16）。

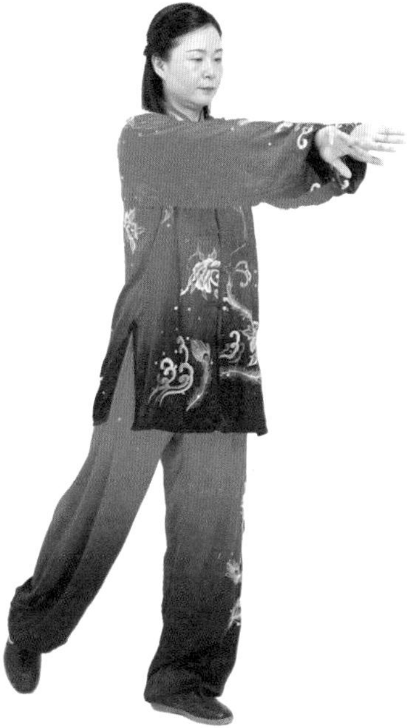

图 16

动作五 重心往后移，身体后坐，右脚脚跟落地，两掌背相对，屈腕勾手，拱背；双眼直视手腕相对处（图 17）。

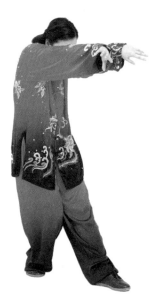

图 17

动作六 上身直立挺起，重心前移，提右脚跟，两掌下按至髋两侧；百会上顶，双眼直视远方（图18）。

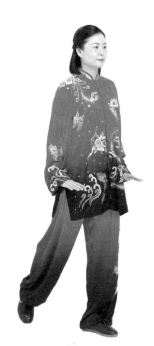

图 18

动作七 左脚收回，身体回正，双手下垂于体侧；双眼直视前方
（图 19）。

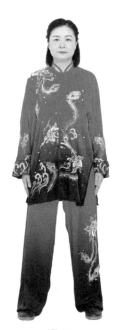

图 19

动作八至十二 与动作二至六相同，唯方向相反。

此式左右各做一遍。最后右脚还原并拢站立，双眼直视前方（图20）。

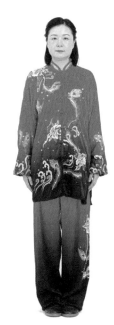

图 20

【 注意事项 】

❶ 要充分伸臂拱背，注意眼睛近看和远望的转变。

❷ 拱背时，意念自食指端（商阳穴）经肘外侧（曲池穴）到鼻翼两侧（迎香穴）。

❸ 在提脚跟指尖朝前下插掌时，眼睛直视双手食指，沉肩堕肘。同时背部上拱，背与指形成对拉。

❹ 上步时，步幅不要过小或过大，一般不超过自己一脚的距离。

❺ 后坐时，拱背并向前敛臀，使背部最突出。

【 功理作用 】

❶ 引背动作通过两臂的内旋、外旋以及身体的扭转，有效地伸展了肩背部的肌肉和筋膜，缓解肩背部的紧张和不适。牵拉两胁，开胸理气，刺激肝胆，配合近观和远望，有利于对眼睛不适的预防与治疗。

❷ 此式功法意在手阳明大肠经，本经腧穴利于防治头面部、五官、咽喉等疾病，热病，以及经脉循行位置的病症。如咽喉肿痛、齿痛、鼻流清涕、腹痛、肠鸣、泄泻、便秘、痢疾或出血，以及本经循行位置疼痛热肿或寒冷等。

第三式·凫浴

技术要领

动作一 接上式动作。左脚向左跨半步，接着右脚并拢，两腿屈膝微蹲；双手自右向左摆至体侧后上方，与身体约形成 45°夹角；髋向右顶；双眼直视右前方（图 21）。

一

马王堆导引术。第三式　凫浴

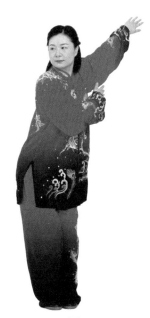

038

图 21

动作二 以腰带动手臂自左向右摆动，且掌心相对，间距不变；双眼直视斜后方（图22）。

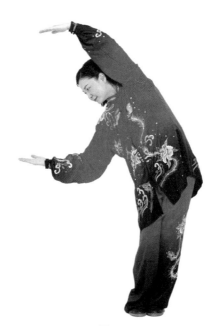

图 22

动作三 两臂向上举起，至头顶上方，上身直立；双眼直视前上方（图23）。

马王堆导引术。第三式　凫浴

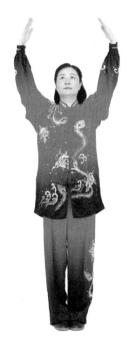

图23

动作四 双手经体前自然下落，掌心向下，双手下落于身体两侧；双眼直视前方（图 24）。

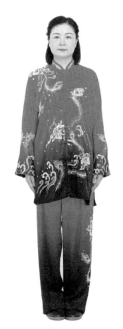

图 24

动作五至八　与动作一至四相同，唯方向相反。

此式左右各做一遍。

【注意事项】

①　摆臂动作幅度可由小逐渐加大，因人而异，需量力而行。

②　两臂下落时，意念自面部（承泣穴）经腹侧（天枢穴）、胫骨外侧（足三里穴）至脚趾端（厉兑穴）。

③　横开步时，先落脚尖，再落脚跟，协助脚尖朝正前方。

④　摆掌后转头向侧前看的同时，并腿屈膝顶髋，使全身呈现颈、髋、膝三道弯。

⑤　摆掌顶髋朝侧前看时，头要维持高度不变平转，使颈椎与胸椎形成相应角度。

⑥　右脚向左并步时，双手从右向左摆至体侧左后约45°，左掌朝斜下，右手微遮腋下，屈膝转头双眼直视右前方，髋向右侧顶。双手左上右下屈臂抱球，从左向右摆至右侧，双眼直视右手斜后方，左臂在头上脑后方，髋向左顶。

【功理作用】

❶ 凫浴通过以腰为主宰的转动和摆动动作，有助于增强腰部肌肉的力量，减少腰部脂肪的堆积，同时对腰部运动不适有一定的预防和改善作用。

❷ 顶髋、摆臂、旋腰，有助于调节体内气血的流动，促进气血的平衡和调和。

❸ 此式功法意在足阳明胃经，利于防治胃肠病，齿痛，神志病及经脉循行位置的病症。如口渴、咽喉肿痛、鼻衄、肠鸣腹胀、水肿、胃痛、呕吐、消谷善饥、胸部及膝髌等本经循行位置疼痛、热病等。

第四式·龙登

技术要领

动作一 以脚跟为轴，脚尖外开成八字步；双手缓缓上提至腰侧，掌心斜向上；双眼直视前方（图 25、图 26）。

马王堆导引术·第四式 龙登

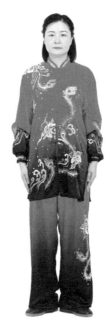

图 25

046

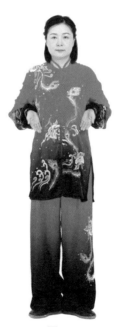

图 26

动作二 屈膝下蹲同时，双手朝斜前方下插，全蹲下时小臂带动掌心朝上，在胸前呈莲花状且双眼直视手掌（图 27）。

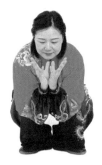

图 27

动作三 起身同时双手缓缓上举，至身体直立，双手上展至头顶上方且双眼直视前上方（图 28）。

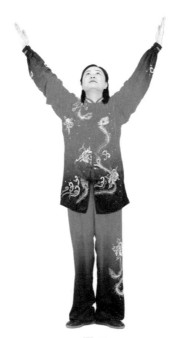

图 28

动作四 双手以手腕为轴压平，指尖朝正左右方；同时，两脚跟缓缓提起；双眼直视前下方（图 29）。

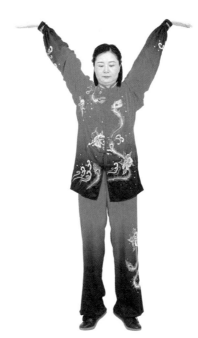

图 29

动作五 两脚跟下落，双手合于胸前下按，指尖保持相对，随后两臂外旋使掌心朝上；两肩外展，中指点按大包穴；双眼直视前方（图30、图31）。

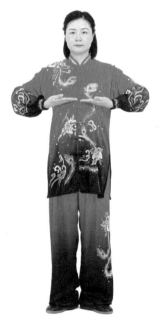

图 30

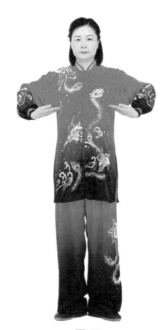

图 31

动作六 双手下垂落至身体两侧；双眼直视前方（图 32）。

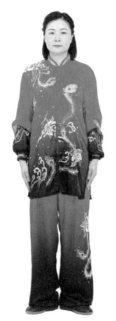

图 32

【注意事项】

❶ 下蹲时，根据自身年龄及柔韧性，自行选择蹲的高度。

❷ 手掌压平提脚跟下看时，保持重心平衡。

❸ 双手上举时，意想由脚大趾（隐白穴）上行，经膝关节内侧（阴陵泉穴）至腋下（大包穴）。

❹ 以脚跟后外侧边缘为轴，使脚尖外开大于 90°成八字脚。下蹲时，膝关节外展，使其与脚尖方向一致。两臂从两膝中间前伸，再捧掌呈莲花状。

❺ 双手上抬时，眼睛直视双手，双手间距稍宽于肩，两臂夹角约 30°。提脚跟压掌时，两臂角度不变，指尖侧落，微收颌低头看前下方。

❻ 做龙登时，两脚尖外展充分。在脚尖外展时，要以脚跟为轴外展，脚尖外展要充分到位，使两脚平行，不可为外八字脚。

【 功理作用 】

❶ 两臂上举撑展的动作有助于疏通三焦的气机，有利于祛除胸闷、气郁、气喘等身体不适症状。

❷ 提踵而立的动作不仅可以刺激足三阳、足三阴经的经气，还能够发展小腿后肌群的力量，拉长足底肌肉和韧带，从而提高人体的平衡能力及协调性。

❸ 伸展屈蹲，舒展全身，有利于改善腰、腿部运动不适。

❹ 此式功法意在足太阴脾经，通过锻炼足太阴脾经，利于防治脾胃病、妇科病、前阴病及经脉循行位置的病症。如胃脘痛，食欲不振，呕吐嗳气，腹胀便溏，黄疸，舌根强痛，厥冷等症状。

第五式·鸟伸

—— 技术要领

动作一 接上式动作。两脚以脚尖为轴，转脚跟，成开步，两脚间距离与肩同宽；两臂内旋，以身体带动两臂由内向外摆动，双眼直视前方（图33）。

马王堆导引术。第五式　鸟伸

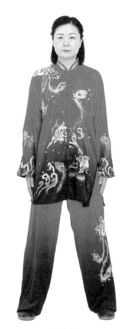

图 33

动作二 两臂外开，以身体带动两臂由内向外再摆动，幅度随之加大；
双眼直视前方（图 34）。

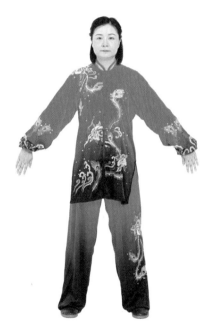

图 34

动作三 身体前俯，上身与地面平行，双手按于体前，抬头；双眼直视前方（图 35a、图 35b）。

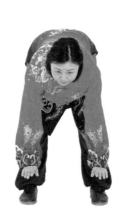

图 35a

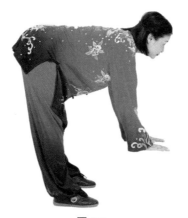

图 35b

动作四 下颌内收，由骶椎、腰椎、胸椎、颈椎依次蠕动最终伸展，双掌随动作前摆下撑，顺势抬头，双眼直视前方（图 36a、图 36b、图 37）。

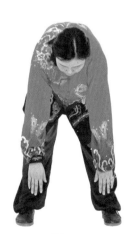

图 36a

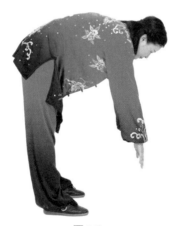

图 36b

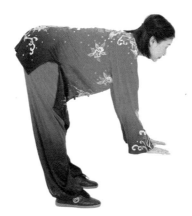

图 37

动作五 身体直立，双手下垂于体侧；双眼直视前方（图38）。

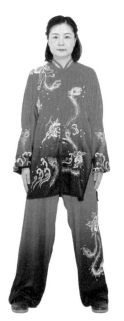

图 38

【注意事项】

① 注意头颈与脊柱的运动要协调一致。

② 摆臂时，意念自腋下（极泉穴）经肘少海穴至小指端（少冲穴）。

③ 身体前俯时，抬头挺背，双眼直视前方，上身保持与地面平行，两臂与地面垂直，翘腕，指尖向前按于体前侧。

④ 拱背起身时，先弓腰低头收颔，再由骶椎、腰椎、胸椎、颈椎依次伸展起身。上身起至 45°后，把脊椎伸直，手臂顺势前摆，手掌再下按，回到最初状态。

【功理作用】

① 展臂前伸，有利于颈、肩部运动不适的预防与治疗。

② 鸟伸通过蠕动脊柱，刺激脊柱，有助于调节椎体间小关节紊乱，改善腰背部不适，促进周身气血循环。

③ 此式主要对应手少阴心经，通过动作的"外导"和意念的"内引"，可以适当牵拉和刺激此经脉，推动气血运行，可有效治疗心、胸、神志等相关病症。

第六式·引腹

—— 技术要领

马王堆导引术。第六式 引腹

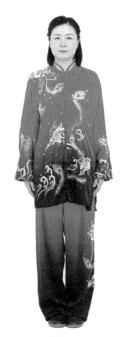

图 39

068

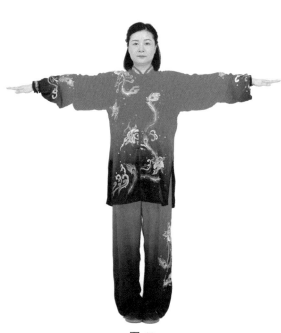

图 40

右腿稍屈膝，左顶髋；同时，左臂内旋，右臂外旋，两手掌心翻转；双眼直视前方（图41）。

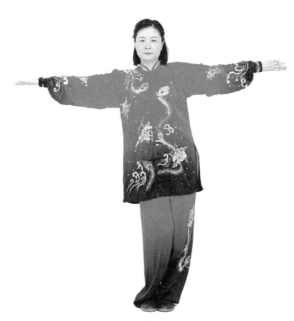

图 41

动作三 左腿稍屈膝，右顶髋；同时，右臂内旋，左臂外旋，两手掌心翻转；双眼直视前方（图 42）。

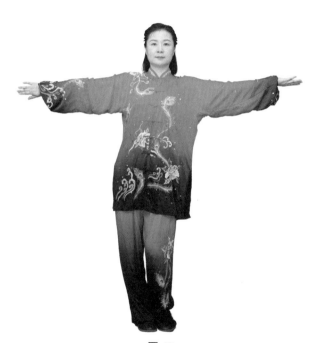

图 42

动作四 接上式动作。左臂由体侧向上圆滑画弧，经头顶上方摆至胸前，右掌下落，经体前向上旋；双手经过胸前交叉，左掌在外，右掌在内；双眼直视前方（图43）。

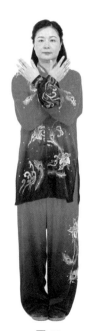

图 43

动作五 右掌继续旋伸，在头顶右上方翻掌，指尖朝左，掌心向上，左掌旋转下按至左胯旁，掌心向下，指尖朝前；同时，顶左髋；双眼直视左前方（图44）。

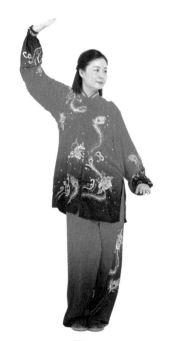

图44

六
至
七

马王堆导引术。第六式　引腹

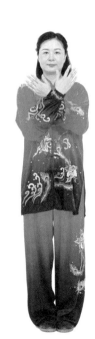

图 45

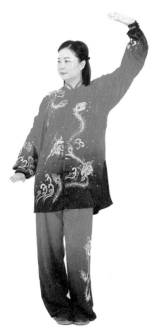

图 46

动作八 左掌于体侧画圆弧下落，两臂落于身体两侧，双脚并拢站立，双眼直视前方（图 47）。

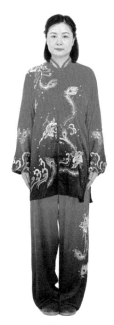

图 47

【 注意事项 】

① 两臂内旋外展时，注意腹部放松。

② 上举时，上面手掌的小指对照肩部后侧（臑俞穴），下面手掌的拇指对照臀部（环跳穴）。

③ 双手上撑时，意念自小指端（少泽穴）经肘关节内侧（小海穴）至耳前（听宫穴）。

④ 顶髋侧平举扭转手臂时，百会上顶，面朝正前。随着顶髋旋臂，脊椎形成自然弯曲线。两臂侧平举，微微屈肘，直臂旋转翻掌，两臂自然平。

⑤ 随顶髋撑按掌，上举的手臂要充分内旋，手肘向斜上后摆，使掌心朝上，指尖向内，臂成弧形，手掌撑于肩正上方，使小指垂线落于肩后侧（臑俞穴），双眼直视对侧斜前方。

⑥ 在上下撑按顶髋与侧平举顶髋时，腰腹部都要放松，使脊椎形成多弧曲线。头部上顶，或面向正前或左右平转。

【 功理作用 】

❶ 顶髋配合手臂的动作可以对腹腔进行按摩，刺激内脏，有助于消化不良、腹部胀气等脾胃不适的预防与调治。

❷ 通过左右顶髋的动作，有助于改善髋关节、骶髂关节及耻骨联合的灵活性，有利于髋关节功能的调整，减少腰部脂肪的堆积，起到塑身作用。

❸ 此式功法意在手太阳小肠经，能缓解腹部胀满、气结，利于防治头、项、耳、目部位疾病，咽喉病，热病，神志病及经脉循行位置的病症。如少腹痛，腰脊痛牵引睾丸，耳鸣，耳聋，目黄，颊肿，咽喉肿痛，肩臂外侧后缘痛等症状。

第七式·鸥视

技术要领

动作一 身体朝左转，右腿屈膝，左脚向左前上步，双手内旋摩肋（图48）。

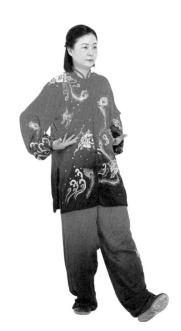

图 48

动作二 接上式动作，双手经体侧向外画圆弧上举，同时，左腿微屈膝，右脚稍向前踢，脚背绷直；双眼直视前方（图49）。

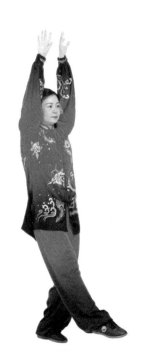

图 49

两臂上引，两肩后拉，头前伸；同时，右脚勾脚尖；双眼直视前
上方（图50）。

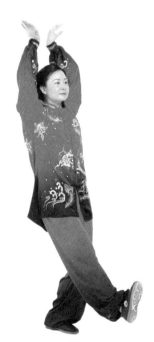

图 50

动作四 右脚收回，双脚并拢站立；两臂经身体两侧下落；双眼直视前
方（图 51）。

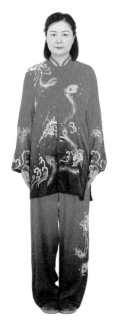

图 51

动作五至八　与动作一至四相同，唯方向相反。

此式左右各做一遍。最后左脚收回，开步站直双眼直视前方（图 52 ）。

五

至

八

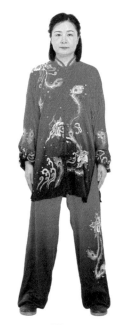

图 52

【 注意事项 】

❶ 两臂上伸时，掌心朝外；头微用力前伸。

❷ 勾脚尖时，意念从头经后背、腘窝（委中穴）至脚趾端（至阴穴），勾脚后稍停顿。

❸ 踢脚时支撑腿屈膝，使重心下降。勾脚时，保持屈膝，重心不变。

❹ 踢脚时，脚背绷直，脚尖贴地面缓缓踢出，踢到位后，两臂上举到脸侧前方，再缓缓向上勾脚；勾脚的同时，两臂上伸，屈腕两肩后拉，不要向下拉，同时稍抬头向前伸，两臂向后拉至颅，两眼从平视转为看前上方。

【 功理作用 】

❶ 头部的转动和肩部的活动，有助于增强颈部和肩部的灵活性，预防和治疗肩颈痛。

❷ 下肢的抬起、伸展和收缩，有助于增强下肢的肌肉力量和关节的稳定性，预防和治疗下肢疾病，可改善身体平衡能力，提高关节稳定性，有利于对下肢运动不适的预防与治疗。

❸ 此式功法意在足太阳膀胱经，以利关节、疏胸胁、增加下肢力量，利于防治头、目、项、背、腰、下肢病证及神志病。如小便不通，遗尿，癫狂，疟疾，目疾，见风流泪，鼻塞多涕，鼻衄，头痛，项部、背部、腰部、臀部及下肢后侧本经循行位置疼痛等症状。

第八式·引腰

技术要领

动作一 接上式动作。双掌提拉至腹前，沿带脉摩运至身后；双手抵腰，四指用力向前推，腹部前倾，身体后仰；双眼直视前方（图53、图54a、图54b）。

一

马王堆导引术。第八式 引腰

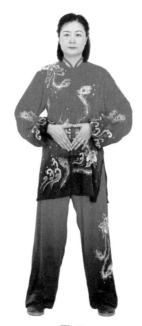

图 53

088

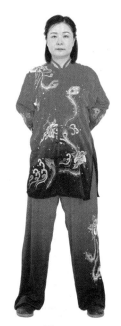

图 54a

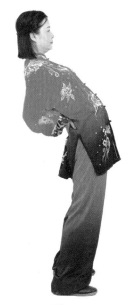

图 54b

动作二 双手自腰部向下摸至臀；身体前俯，双手继续向下经双腿后侧落于脚尖前；使头部与身体在同一平面，双眼直视前下方（图55a、图55b、图56）。

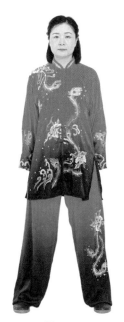

图 55a

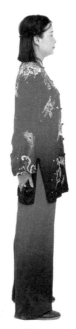

图 55b

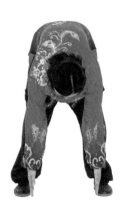

图 56

动作三 拧转腰的同时带动左肩上提；同时，头向左转，双眼直视左侧方
（图57a、图57b）。

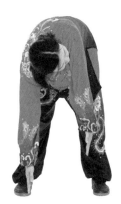

图 57a

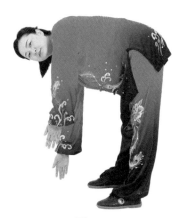

图 57b

动作四 回旋腰，左肩落下；同时，头回正，双眼直视前下方（图58）。

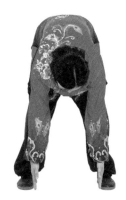

图 58

动作五至六 与动作三至四相同，唯方向相反。

动作七 屈腿蹲，双手内旋，上身立起，手背相对沿体正中线上提至与胸齐平；双眼直视前方（图59、图60）。

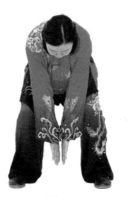

图 59

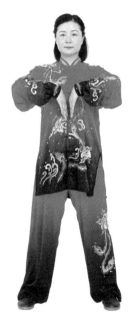

图 60

动作八 双手下垂于体侧；开步直立，双眼直视前方（图61）。

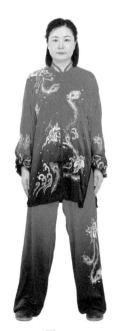

图 61

【注意事项】

❶ 左肩上提，右臂保持不动，转腰抬臂方向与转头的方向相同。向前俯时，头部不要垂落。

❷ 双手上提时，意念自脚底（涌泉穴）经膝关节内侧（阴谷穴）至锁骨下沿（俞府穴）。

❸ 双手向前推腰、肩后展时，身体呈反弓状，收颌平视前方。

❹ 前俯身，两手落至脚尖前时，颈部自然放松，不可低头，双眼直视前下方。

❺ 转腰提肩时，以百会、脊椎、尾闾间为轴，转腰提肩向侧看。放松手臂，提落时保持一只手臂垂直于地面，另一只保持原位。

【功理作用】

❶ 前俯后仰、侧屈扭转等动作，有助于增强腰背部肌肉的力量和柔韧性，对预防和缓解腰部运动不适有良好的效果。

❷ 动作中的摩运带脉和抵腰前推等动作，有助于调节腰部小关节紊乱，缓解腰部不适，同时对任督二脉的牵拉有助于调节全身阴阳气血，提高脑、髓、肾的功能。

❸ 此式功法意在足少阴肾经，疏通经络，有助于气血运行顺畅，利于防治妇科病，前阴病，肾、肺、咽喉病及经脉循行位置的病症。如咳血，气喘，舌干，咽喉肿痛，水肿，大便秘结，泄泻，腰痛，股内后侧痛，痿弱无力，足心热等症状。

第九式·雁飞

动作一　双脚并拢站立，两臂侧举平，掌心朝下；双眼直视前方（图62）。

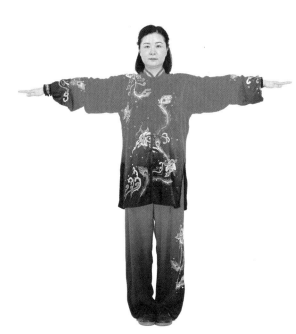

图 62

动作二 左掌转掌心朝上，缓缓上举，与身体成 45°夹角；同时，右臂慢慢下落；双眼直视左掌（图 63）。

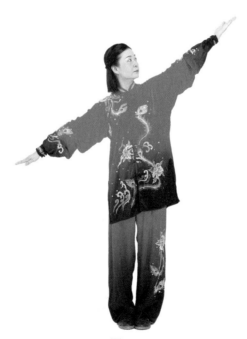

图 63

动作三 两腿屈膝半蹲，两臂形成一条直线，眼睛直视左掌（图64）。

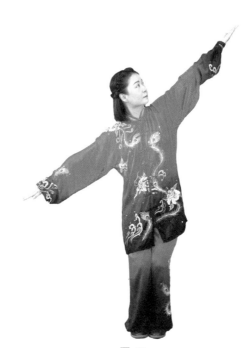

图 64

动作四 保持体位不变，只有头自左向右转动；眼睛直视右掌（图 65）。

四

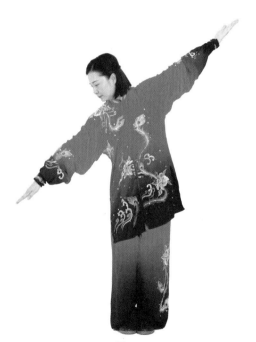

图 65

107

动作五至八 与动作一至四相同，唯方向相反。

此式左右各做一遍。最后双手下垂于体侧，双脚并拢站立，双眼直视前方（图 66）。

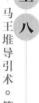

五
至
八

马王堆导引术 · 第九式　雁飞

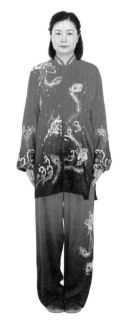

图 66

【 注意事项 】

❶ 动作要缓慢自如，注意抬掌与转头的转换要协调统一。

❷ 转头下视时，意念从胸内（天池穴）经肘横纹中（曲泽穴）至中指端（中冲穴）。

❸ 在进行两臂侧平举的动作时，有些人不自觉地会产生习惯性的倾斜，这与脊椎的直立状态及个人习惯密切相关。可以纠正这一习惯的办法是面对镜子进行练习。先闭眼进行侧平举动作，随即睁开眼睛观察，确定自己习惯性倾斜方向。在此基础上，多次对照镜子进行校正练习，直至恢复平衡状态。

❹ 在转头观察倾斜的上手或下手时，应充分扭转头部，不宜仅转动眼球至视线到手便停止转头，正确的做法是确保下颌转向肩部以上，能够清晰看到手部。需要注意转头过程中保持缓慢，转动的幅度应慢慢增加，直至达到标准动作。

❺ 在两臂起落的过程中，双肩应同步，确保肩臂形成 45°的斜直线，肩部不应凸起。观察上位手时，头部需轻微上扬；而在转头观察下位手时，头部则需轻微下收，始终保持颈椎与双肩的协调一致。

【功理作用】

① 转腰旋脊的动作可以刺激脊柱及周围神经，有助于任督二脉气血通畅，对颈部、背部运动不适等疾病有一定的防治作用，也可较好地调理全身气血运行，可平气血、明心神，对高血压病有一定疗效。

② 此式功法意在手厥阴心包经，利于防治心、胸、胃、神志病，以及经脉循行位置的病症。如心痛、胸闷、心悸、心烦、癫狂、腋肿、肘臂挛急、掌心发热等症状。

第十式 · 鹤舞

技术要领

动作一 开步，双脚内侧与肩同宽，两膝稍屈，身体微微右转，随即两腿直立，两臂前后平举，掌心朝下，与肩齐平；双眼直视前方（图 67a、图 67b）。

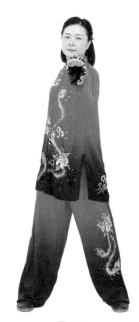

图 67a

112

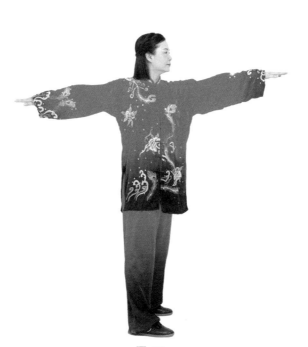

图 67b

动作二 双腿屈膝缓慢下蹲，双手随即慢慢向下按推；双眼直视右方（图 68）。

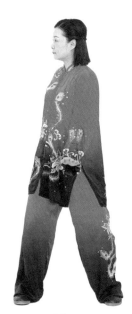

图 68

114

动作三 两腿直立，手掌朝下慢慢向上起；身体继续右转，双臂屈肘收掌，两腿屈膝下蹲，双手缓缓向外按推；两腿再直立；双眼直视后方。双手下垂于体侧，身体回正；同时，两腿屈膝下蹲；双眼直视前方（图69a、图69b、图70）。

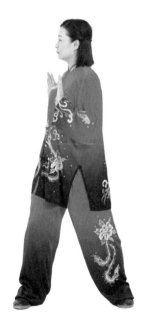

图 69a

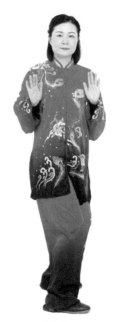

图 69b

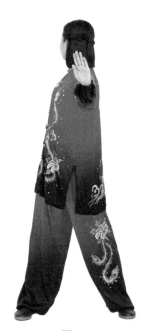

图 70

117

四
至
六

马
王
堆
导
引
术
。
第
十
式

鹤
舞

动作四至六　与动作一至三相同，唯方向相反。

此式左右各做一遍。最后双手下垂于体侧，开步直立，双眼直视前方（图71）。

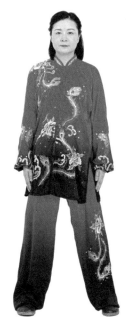

图 71

【 注意事项 】

❶ 整个动作要求协调统一、舒展圆活。

❷ 在推按过程中，意念从手指端（关冲穴）经肘外侧（天井穴）至头部（丝竹空穴）。

❸ 身体侧转，两臂前后平举时，头不转动，双眼直视正前方，手臂摆起。然后转头 90°面向侧方，同时余光看双手下按。

❹ 两臂前后举平时，高度要保持一致。

❺ 转身推按掌时，脚尖和膝关节均保持向前，要靠腰和肩的拧转去转身，使双手推按到身体正前后方向。

【 功理作用 】

❶ 通过身体的扭转和伸展，可以有效地活动脊柱，增强脊柱的灵活性和稳定性，对预防和治疗脊柱疾病有一定的帮助。

❷ 此式功法意在手少阳三焦经，动作通过对上焦、中焦、下焦的调理，有助于改善气喘、胸闷、头晕、眼花等身体不适，对心血管疾病及呼吸系统疾病有一定的预防和治疗作用。如耳聋，耳鸣，咽喉肿痛，目赤肿痛，颊肿，腹胀，水肿，遗尿，小便不利，耳后、肩臂肘后外侧疼痛等症状。

第十一式·仰呼

动作一　双手掌心相对，缓慢上举至头顶，双眼直视前上方（图72）。

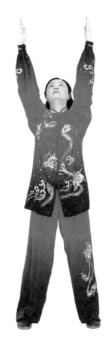

一

马王堆导引术 · 第十一式　仰呼

122

图72

动作二 两臂从两侧下落，上身微微前倾，头后仰，挺胸，塌腰，形成
反弓状，双眼直视前上方（图 73a、图 73b）。

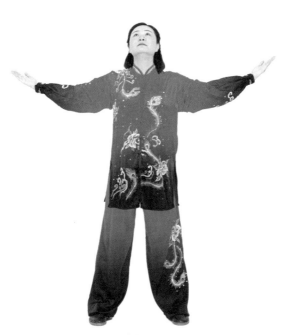

图 73a

马王堆导引术 ○ 第十一式　仰呼

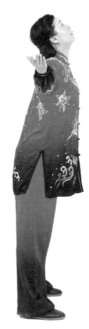

图 73b

动作三 头回正，两臂充分外展（图74a、图74b）。

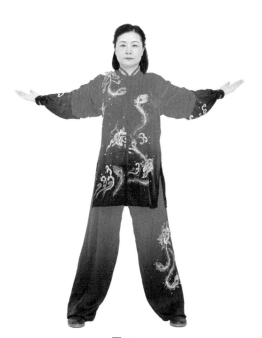

图74a

马王堆导引术 。 第十一式　仰呼

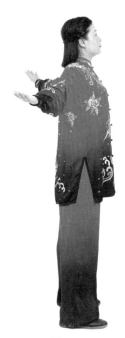

图 74b

动作四 双手翻掌下落，按于腰侧，指尖朝下；同时，两脚跟缓慢提起，双眼直视前方（图75、图76a、图76b）。

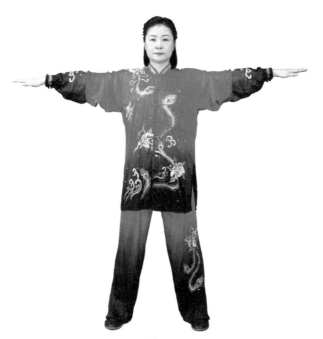

图 75

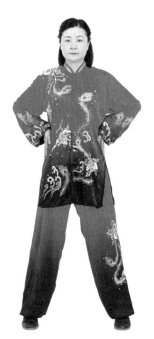

图 76a

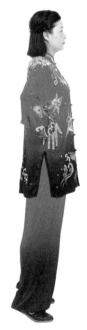

图 76b

动作五 双手沿体侧向下摸，两脚跟慢慢下落；同时，双腿屈膝；双眼直视前下方。最后双手下垂于体侧；开步直立，双眼直视前方（图 77a、图 77b、图 78）。

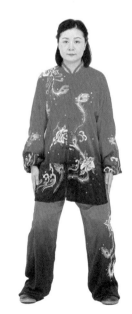

图 77a

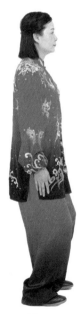

图 77b

马王堆导引术 。 第十一式 仰呼

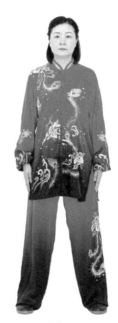

图 78

【 注意事项 】

❶ 两臂落至水平，颈部肌肉放松。

❷ 掌上举起下落时，意念从头面部（瞳子髎穴）经身体外侧（环跳穴）至脚趾端（足窍阴穴）。

❸ 两臂下落时，上身微微前倾，头向后仰，挺胸塌腰，使身体形成反弓状。

❹ 颈部放松，头回正，两侧的手臂向侧后水平外展，此时保持挺胸塌腰，双眼直视前方。两手内旋翻掌时，身体回至直立。

【 功理作用 】

❶ 仰呼动作通过举臂外展和挺胸呼气，有助于改善睡眠质量，帮助习练者入睡和提高睡眠深度。

❷ 立足可发展小腿后肌群力量，拉长足底肌肉、韧带，提高人体平衡能力。

❸ 此式功法意在足少阳胆经，可强腰肾、利颈脊、明双目，有助于改善消化功能，通过调节气血和舒缓肌肉，有助于导引气在胸腹中运行，提升阳气，充养髓海，调理三焦气机，改善气喘、胸闷、头晕、眼花等身体不适症状。

第十二式·折阴

── 技术要领

动作一　接上式动作。左脚向前迈步，右掌上举，重心向前移，右脚跟提起，双眼直视前方（图79）。

一

马王堆导引术 。 第十二式　折阴

136

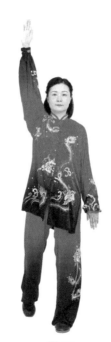

图 79

动作二 右臂外旋，落至与肩齐平，重心后移，掌心向上，右臂下落，双眼直视前方（图80）。

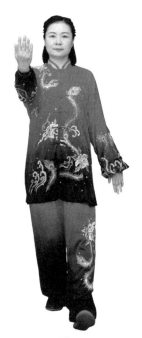

图 **80**

动作三　收脚，双手经体侧举平，掌心向上，转掌心相对向内拢气，至体前转双手斜相对，掌指向前，与肩同宽；双眼直视双掌（图81、图82）。

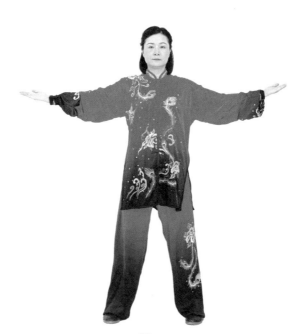

图 81

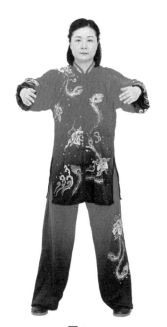

图 82

身体向前俯，转指尖向下拢气；双眼直视手掌（图 83）。

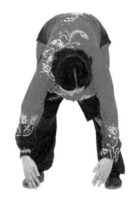

图 83

动作五 屈膝下蹲，接着身体缓慢直立，双手托气上举至期门穴；双眼直视前方（图84、图85）。

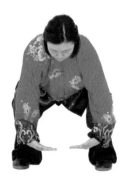

图 84

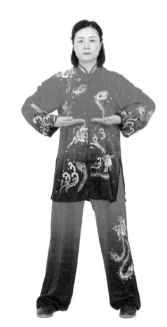

图 85

动作六 两臂内旋，旋转至转掌心向下，双手下按，垂于体侧，双眼直视前方（图86）。

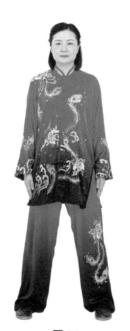

图 86

动作七至十二 与动作一至六相同，唯方向相反。

此式左右各做一遍。

【注意事项】

①上步抬掌时，尽量使躯干充分拉伸。

②双手上行时，意念从脚趾端（大敦穴）经膝关节（曲泉穴）至腹侧（期门穴）。

③上步充分举臂，指尖向上，掌心向前，下臂摆至侧下，指尖朝下掌心向后，挺胸展肩两臂形成对拉。

④手臂放松，两肘自然伸直，从两脚开步双手托至侧平举时起，掌心随动作旋转，向着拢气方向，双手尽量画出最大圆弧。

⑤双手从腿前托起至腹前（期门穴）。

【 功理作用 】

❶ 手臂伸举旋落，有利于对肩部运动不适的预防与治疗。

❷ 脊柱的弯曲和伸展有助于改善脊柱的灵活性，预防和缓解背部疼痛。

❸ 此式功法意在足厥阴肝经，强腰固肾、疏通肩臂，利于治疗肩部疾病、肝病、妇科病、前阴病及经脉循行位置的病症。如腰痛，胸满，呃逆，遗尿，小便不利，疝气，少腹疼痛等症状。

收势

技术要领

动作一　两臂内旋，双手分别向两侧提起，高度约与髋齐平，掌心朝后，双眼直视前方（图87）。

马王堆导引术。收势

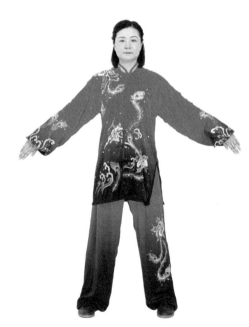

图 87

148

动作二 接上式动作。两臂内收，双手虎口交叉，盖于肚脐；双眼直视前方（图88）。

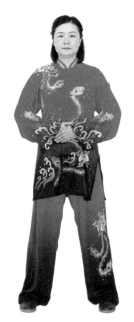

图 88

动作三 双手松开，沿带脉摩至腰，转指尖朝前，掌心下按，自然垂落于体侧；双脚并拢站立，双眼直视前方（图89、图90、图91）。

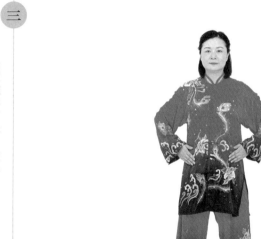

图 89

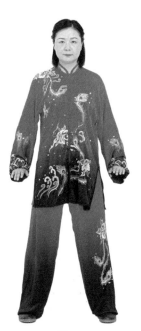

图 90

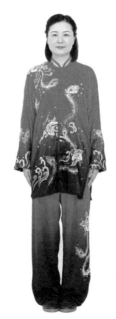

图 91

【 注意事项 】

① 双手合于体前时，身体重心随动作微移。

② 双手虎口交叉盖于肚脐，伴随呼吸使双手分开，沿带脉摩至腰侧下按，意想涌泉穴；双臂落于体侧，收脚，双眼直视前方。

【 功理作用 】

① 意念放置涌泉穴，平缓气息。引导气息归至丹田，养心安神。

② 收势动作意念放至任脉，利于防治头面部、颈部、胸部、腹部病症，以及相应的内脏器官疾病。